Dr Frédéric MOYROUD
Interne des Hôpitaux de Saint-Étienne

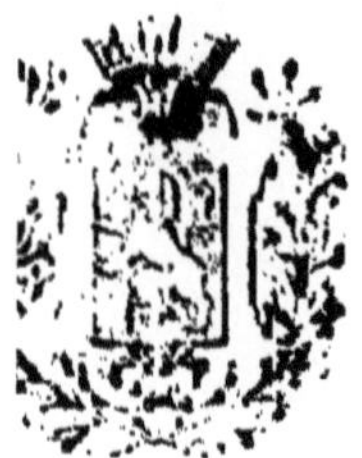

DE L'ÉVACUATION IMMÉDATE DE L'INTESTIN

DANS LA CRÉATION D'UN ANUS COLIQUE

LYON
A. STORCK & Cie, ÉDITEURS
1899

Dr Frédéric MOYROUD
Interne des Hôpitaux de Saint-Étienne

DE L'ÉVACUATION IMMÉDATE
DE L'INTESTIN
DANS LA CRÉATION D'UN ANUS COLIQUE

LYON
A. STORCK & Cie, ÉDITEURS
1899

PRÉFACE

« Quand on crée un anus iliaque comme premier temps de l'ablation d'un cancer du rectum, on a le plus souvent tout loisir de fixer l'intestin à la paroi abdominale pour l'ouvrir quand des adhérences se sont produites. Mais il est des cas où l'indication se présente d'évacuer au plus tôt le cont. nu de l'intestin. Il n'est pas rare de rencontrer des cancéreux du rectum, dont le diagnostic n'a pas été posé d'ailleurs, et chez qui l'obstruction s'établit insidieusement pour devenir bientôt complète. On sait combien évolue lentement cette obstruction rectale. Tous les chirurgiens ont vu des cas de ce genre traités longtemps par des moyens médicaux jusqu'au moment où l'état du malade exige impérieusement une intervention. Parfois il est trop tard pour agir; parfois aussi l'opération est encore indiquée, mais c'est une opér..tion d'urgence; il n'y a pas de temps à perdre et une évacuation immédiate de l'intestin s'impose.

« Ne pourrait-on pas répondre à cette indication urgente sans négliger pour cela la protection du péritoine? J'ai cru y arriver en amenant au dehors une anse côlique dont le bout inférieur serait lié tandis que le bout supérieur, détaché du mésocôlon et muni d'un tube de caoutchouc, laisserait échapper loin de la plaie les gaz et les matières intestinales. Après deux essais heureux sur le vivant, je communiquai ces résultats à M. le professeur Terrier qui voulut bien me signaler les travaux de M. le Dr Desguin, d'Anvers. Grâce à l'obligeance de ce distingué chirurgien, je pus prendre connaissance de ces travaux. C'est à lui que revient sans conteste la priorité de l'idée d'évacuer loin de la plaie le contenu de l'intestin; mais c'est à l'intestin grêle que M. Desguin appliquait son procédé, conservant pour le côlon l'ouverture en deux temps.

« Continuant mes recherches, je trouvai dans les comptes rendus du Congrès de chirurgie de 1897 une opération de M. le professeur Auguste Reverdin, de Genève, qui appliqua le premier au gros intestin, dans le cours d'une ablation de cancer du rectum, les idées de Desguin.

« Ainsi, l'idée première de dériver au loin les matières intestinales est de Desguin, mais il réservait cette évacuation au grêle. Aug. Reverdin appliqua le premier cette méthode à l'anus côlique. Sans connaître les travaux de ces chirurgiens je songeai à mon tour à faire de ce mode d'évacuation le procédé de choix de l'anus côlique. En ce faisant, j'ai régularisé un mode d'intervention employé dans le cours d'une laparotomie par Reverdin et dont l'idée originale appartient à Desguin. »

Ce qui précède est une communication personnelle que notre maître M. le Dr Duchamp, professeur agrégé à la Faculté de médecine de Lyon, chirurgien de l'Hôtel-Dieu de Saint-Étienne, a bien voulu insérer dans notre thèse. Pendant notre internat dans son service durant deux semestres consécutifs nous avons été frappés par la vive originalité de son esprit chirurgical et par la solidité de son enseignement de tous les instants au lit du malade et sur la table d'opération. Nous sommes heureux en cette circonstance de contribuer par notre modeste travail à la vulgarisation d'une idée originale de notre maître. Nous en profitons pour lui exprimer notre reconnaissance de l'intérêt qu'il nous a toujours témoigné et pour l'assurer de notre entier dévouement.

Nos remerciements sincères vont aussi à MM. Roussel, Garand, Montagnon, nos divers chefs de service à Saint-Étienne, dont nous avons pu maintes fois apprécier le sens clinique et la parole autorisée.

A Lyon, notre gratitude est tout d'abord acquise à M. le professeur Fochier qui a bien voulu accepter la présidence de notre thèse; nous ressentons vivement le grand honneur qu'il nous a fait. C'est pendant notre externat dans les services de MM. les professeurs Lépine, Baru, Pollosson Maurice et Pollosson Auguste, ou comme interne suppléant auprès de MM. les professeurs agrégés Lannois, Pic, de M. Rabot, médecin des hôpitaux de Lyon, que nous avons débuté dans l'art d'observer les malades ; nous avons grandement profité de leur profond savoir et nous les assurons ici de notre respectueuse reconnaissance.

A mes amis, à mes camarades auxquels m'unissent des liens de sympathie ré[illegible]que, j'affirme mes sentiments de solide amitié.

Je remercie tout particulièrement mon collègue et grand ami, Félix Vial, dont la main habile a tracé les edssins de ce travail.

HISTORIQUE

Les grands progrès qui ont été réalisés depuis quelques années dans la thérapeutique chirurgicale du cancer du rectum sont dus en majeure partie à la notion de la nécessité d'une opération réellement aseptique. L'idée fondamentale qui a permis l'ablation antiseptique du rectum cancéreux est due au professeur Maurice Pollosson. Il formula nettement le principe de la dérivation préliminaire des matières intestinales à la Société de médecine de Lyon, le 5 mai 1884 :

« Quand on intervient pour le cancer rectal, on agit, qu'on me passe l'expression, dans une latrine, avec tous les dangers de l'infiltration stercorale dans les tissus du périnée, de l'épanchement fécal dans le péritoine, et dans les conditions désavantageuses du milieu le plus éminemment septique de l'économie. Si l'on parvenait par un artifice opératoire à modifier un tel état de choses, les interventions deviendraient moins dangereuses et seraient plus souvent indiquées et mises en pratique.

« Tel est le but que vise et atteint peut-être la méthode opératoire que je vais proposer. Elle réalise la transformation d'une tumeur du rectum, nécessitant des opérations dans un milieu inaccessible à la méthode de Lister, en une tumeur du petit bassin dont l'ablation pourra être effectuée avec toutes les ressources du pansement antiseptique.

« Ce but la distingue de tout ce qui a été tenté jusqu'à ce jour contre le cancer du rectum, bien qu'elle se compose d'actes fondamentaux déjà connus et mis en pratique par le chirurgien. Elle comprend deux opérations successives. La première, qui rentre dans le cadre des opérations dites préliminaires, consiste en l'établissement d'un anus contre nature permettant la dérivation complète des matières intestinales. La deuxième n'est autre chose que l'extirpation du cancer qui a cessé d'appartenir au tube digestif et qui est devenu une tumeur de la partie postérieure du petit bassin. »

Ces idés furent soutenues dans la thèse de son élève Laguaite (Lyon, 1884) qui préconisa l'anus iliaque avec éperon.

Vers la même époque, James Adams en Angleterre, Durante en Italie, Veljaminoff et Ivanoff en Russie, ignorant la communication de Pollosson, crurent, chacun de leur côté, être le premier à conseiller cette pratique. Depuis lors un grand nombre de chirurgiens adoptèrent cette ligne de conduite, en particulier Demons, Quenu, les professeurs agrégés Gangolphe, Nové-Josserand et Vallas en France, Kammerer et W. Keen en Amérique. Au Congrès de chirurgie de 1897, Quenu et Hartmann préconisèrent d'une façon définitive la création d'un anus préalable dans l'immense majorité des interventions pour le cancer rectal, réservant le simple curetage des bourgeons néoplasiques pour les cas spéciaux et rares « où le cancer est réduit à une plaque, où il est peu élevé, accessible à la curette ».

Pour remplir l'indication qu'il avait posée de dériver complètement les matières intestinales et d'isoler le rectum, le professeur Pollosson apporta à l'opération de Littre une modification opératoire. Il sectionna complètement l'intestin, abouchant le bout supérieur à la peau et liant le bout inférieur. Après lui, grâce au nombre croissant d'opérations qui se pratiquaient d'après cette idée directrice, de nouvelles modifications de l'acte opératoire furent proposées, aussi bien d'ailleurs à propos du traitement palliatif du cancer du rectum que pour la création d'un anus préalable. Nous allons passer rapidement en revue les divers procédés employés dans la confection de l'anus iliaque.

L'ancien mode opératoire est abandonné aujourd'hui. Il consistait, après incision de la paroi abdominale, à fixer aux lèvres de la plaie par des points de suture l'anse intestinale et à l'ouvrir après la formation des adhérences péritonéales. La continuité de l'intestin n'était donc pas interrompue et, si les matières trouvaient une nouvelle issue à l'extérieur, elles pouvaient aussi poursuivre leur trajet vers le rectum. Il fallait absolument interdire au contenu intestinal l'accès du segment terminal du tube digestif, et faire une côlostomie iliaque

Les procédés employés dans ce but peuvent être rangés sous deux chefs :

1° On attire l'S iliaque à l'extérieur, on la sectionne, on fixe le bout supérieur à la paroi abdominale, on oblitère le bout inférieur.

Le professeur Pollosson, le premier, eut l'idée de ce

mode opératoire, emprunté d'ailleurs, dit-il, à Littre qui le mettait en pratique au XVIIe siècle dans les cas de hernie gangrenée.

« L'S iliaque une fois recousue et légèrement tirée en dehors, un aide saisira le calibre de l'intestin avec le pouce et l'index. Le chirurgien saisira de la même manière l'intestin avec la main gauche à quelques centimètres des doigts de l'aide, de façon à aplatir le calibre et de la main droite, avec des ciseaux ou un bistouri, il fera la section complète de l'anse jusqu'au mésentère qu'il entamera légèrement. Il s'assurera alors du bout inférieur..... on invaginera un centimètre de son extrémité dans son calibre et on maintiendra cette invagination avec quelques points de suture au catgut. Le bout ainsi obstrué pourra être abandonné dans le ventre ou fixé à l'angle interne de l'ouverture faite au péritoine pariétal. Quant au bout supérieur, il sera fixé par son pourtour aux lèvres de l'incision abdominale. » (Thèse de Laguaite.)

La même année, Madelung, de Rostock, pratiqua une opération semblable, mais dans le simple but palliatif de diminuer l'irritation d'un cancer rectal et non comme acte préliminaire d'une intervention radicale.

En juillet 1897, à la Société de chirurgie de Lyon, M. le professeur agrégé Gangolphe indiqua un nouveau procédé qui simplifie l'acte opératoire. Il isole par une double ligature une anse du côlon de cinq à six centimètres. Cette ligature, faite avec un solide fil de soie, est destinée à sectionner l'intestin en supprimant par sphacèle l'anse comprise entre les deux liens. Il place au-dessus de chaque ligature quatre ou cinq points de suture unissant l'intestin à la paroi abdominale, de manière à éviter la rentrée dans l'abdomen des bouts béants de l'intestin.

2° Dans une seconde manière, le chirurgien s'efforce de créer un éperon suffisamment saillant pour empêcher le passage des matières de l'un à l'autre bout.

Verneuil fit la première opération de cet ordre. A travers une incision de la paroi abdominale, le péritoine pariétal étant incisé et maintenu par plusieurs pinces hémostatiques, on attire au dehors le gros intestin jusqu'à la hernie d'une anse tout entière. Celle-ci est fixée à la paroi par une couronne de points de suture intéressant en outre le feuillet pariétal du péritoine. Ces points sont conduits de l'axe de la plaie à la périphérie : partie de l'intestin, l'anse de fil traverse le péritoine pariétal et ressort par la peau ; les pinces hémostatiques deviennent inutiles et sont retirées au fur et à mesure ; l'anse est alors ouverte au thermocautère sur sa convexité. Après le travail de rétraction qui se produit les jours suivants, les deux bouts de l'anse ainsi accolés en canon de fusil forment un solide éperon qui s'oppose au passage des matières du bout supérieur dans le bout inférieur.

Maydl, de Vienne, pratiqua cette opération en deux temps : l'anse intestinale d'abord fixée dans la plaie n'est ouverte qu'au bout de cinq à six jours, lorsque les adhérences entre le péritoine et l'intestin sont solides.

Reclus, dès 1887, a modifié cette technique et par l'emploi de la cocaïne en a fait une opération de petite chirurgie. « Après avoir anesthésié le champ opératoire avec le contenu de deux seringues de Pravaz d'une solution à 2 p. 100, j'incise les tissus et je pénètre dans le ventre ; j'attire une anse de l'S iliaque et je la fixe au dehors par une bougie en gomme que je passe au-dessous d'elle au travers du méso côlon. Cette sonde est fixée elle-même par des bandes transversales de tarlatane imbibées de collodion iodoformé. Puis je protège l'anse intestinale herniée par un pansement, une sorte de niche de ouate hydrophile, ointe de pommade antiseptique et maintenue par un bandage de corps. L'opération est terminée; elle a duré de quatre à six minutes..... Au bout de cinq à six jours on ouvre l'intestin au thermo-cautère, et, à partir de ce moment, les gaz et les matières peuvent s'écouler au dehors. Vers le neuvième ou le dixième jour j'enlève la bougie qui fixe le mésentère. L'intestin forme sur le ventre une saillie disgracieuse, mais peu à peu les tissus se résorbent et il ne reste plus qu'un petit bourrelet à fleur de peau, un tubercule rouge de la forme d'une petite amande et où s'ouvrent le bout supérieur et le bout inférieur. »

Ce procédé Maydl-Reclus fut perfectionné par Jeannel, de Toulouse, qui fixe de haut en bas l'intestin à la peau par un point de suture afin d'en prévenir l'issue, qui adoucit aussi la pression sur la peau du soutien transmésentérique par une garniture de gaze aseptique matelassant ses pointes, car la simple broche de gaze iodoformée ne donne pas un appui suffisamment solide et finit par céder à la rétraction intestinale. Tel quel, ce procédé était supérieur à tous et même satisfaisant, mais il avait ses défauts : l'éperon peut devenir insuffisant, l'anus a des tendances à devenir infundibuliforme, en un mot la fixation n'est pas parfaite.

En 1892, Ch. Audry a proposé un nouveau procédé de côlostomie transpariétale, dans lequel il supprime tout instrument suspenseur de l'intestin et du mésentère, et se sert en lieu et place d'un lambeau de paroi abdominale.

L'opération comprend cinq temps :

1er temps. — Incision brisée en _⌐¬_ parallèle à l'arcade de Fallope, d'une longueur moyenne de huit à neuf centimètres ; elle dessine un lambeau large de 4 centimètres inséré sur la lèvre inférieure de la plaie. Cette incision comprend la peau, le tissu cellulaire sous-cutané et l'aponévrose du grand oblique ; on dissèque celle-ci et on relève le lambeau jusqu'à sa base.

2e temps. — On incise couche par couche le petit oblique, le transverse, le fascia, le péritoine en suivant le grand axe de l'incision, c'est-à-dire en passant au pied du lambeau relevé.

3e temps. — L'anse iliaque est attirée au dehors ; au centre de son mésentère, en évitant les vaisseaux, on fait une boutonnière longitudinale de deux à trois centimètres.

4e temps. — Par l'intermédiaire de cette boutonnière que l'on écarte, on fait un premier plan de trois points de suture, affrontant avec soin le péritoine et comprenant le fascia ; un second plan réunit les muscles divisés. Ces manœuvres se passent au-dessous de l'anse intestinale et lui constituent un premier support.

5e temps. — On rabat alors le lambeau cutané aponévrotique : on l'insinue dans la boutonnière mésentérique et on vient le fixer avec soin au pourtour de l'incision primitive en faisant deux plans, un pour l'aponévrose du grand oblique, un pour la peau.

De la sorte, on a mis l'anse iliaque à cheval sur un pont formé par toute l'épaisseur de la paroi abdominale, reconstituée couche par couche et très solide.

Jeaunel, le premier, pratiqua sur le vivant cette opération ; Audry ne l'avait faite que sur le cadavre. Il l'a simplifiée en ne gardant guère que le dessin du lambeau, servant de soutien à l'anse iliaque; c'est là l'idée originale. Son lambeau ne comprend que la peau et le tissu cellulaire sous-cutané ; la suture méthodique des trois plans de la paroi à travers le mésentère reconnue inutile est abandonnée : la longueur des branches horizontales de l'incision est diminuée autant que possible ; enfin, les sutures du lambeau sont faites minutieusement, surtout au niveau des angles de la base.

Enfin Léon Desguin, d'Anvers, trouvant ce procédé encore relativement compliqué, avec une difficulté réelle pour une restauration ultérieure, proposa une opération très simple qu'il avait employée dès 1891.

« Ce procédé consiste essentiellement dans le remplacement de la broche de Maydl ou des aiguilles de Verneuil par un point de suture réunissant au travers du méso le milieu des deux lèvres de l'incision cutanée. En voici le manuel :

« Incision de la peau juste assez grande pour permettre l'introduction de deux doigts accolés, incision des couches sous jacentes et du péritoine dans la même étendue;

« Extraction de l'anse intestinale qui est prise solidement entre le pouce et l'index de la main gauche; la main droite devenue libre saisit une sonde cannelée et perfore le méso près de son insertion à l'intestin, ce dernier pouvant dès lors être abandonné, car il se trouve être maintenu à cheval sur la sonde ;

« Placement du fil de soutien : une aiguille à manche perce d'abord la lèvre cutanée gauche en son milieu, profite de la rainure de la sonde cannelée pour aller enfiler l'autre lèvre en un point symétrique mais d'arrière en avant; on la charge alors d'un fort fil de soie qu'elle ramène après elle; la sonde cannelée étant toujours en place, on s'en sert comme de conducteur pour aller chercher à l'aide de l'aiguille le second bout du fil de soie qu'on ramène à son tour au travers du mésocôlon; la sonde peut dès lors être retirée. L'intestin est désormais à cheval sur un fil de soie que l'on noue et que l'on serre, jusqu'à ce qu'on voie le tube bien pris dans la double boutonnière formée ; un point de suture en haut, un autre en bas, comprenant chacun les deux lèvres de la plaie et la couche séro-musculeuse de l'intestin, complètent la fixation de ce dernier. »

L'ouverture de l'anse peut être faite immédiatement ou pour plus de sûreté au bout de quelques jours; l'ablation du fil de soutien sera faite vers le sixième jour ou retardée beaucoup plus longtemps si sa présence ne cause pas d'irritation.

Une dernière modification d'un ordre tout nouveau, inspirée par une publication de Desguin d'Anvers, a été apportée par Auguste Reverdin à l'opération de la côlostomie iliaque.

Desguin avait proposé à la Société belge de chirurgie en 1894, un nouveau procédé d'entérostomie. Frappé de la difficulté de l'opération de Nélaton, c'est-à-dire de l'établissement d'un anus contre nature sur l'intestin grêle, d'autant plus grande que l'on opère souvent à l'improviste et avec des aides que l'on ne connaît pas, sur des sujets incapables de supporter une intervention, qui doit être minutieuse si elle veut être utile, Desguin s'efforça de la simplfier et de la rendre bénigne. Voici le manuel opératoire qu'il indique et qu'il a appliqué une seule fois :

« *1er temps.* — Incision de la paroi en ayant soin de la faire la moins grande possible et notamment de n'ouvrir le péritoine que juste assez pour pouvoir en extraire une anse intestinale;

2e temps. — Ayant reconnu une anse distendue, en attirer au dehors 10 à 15 centimètres et placer aussitôt sur chaque bout, c'est-à-dire au ras de la peau, une pince à pression molle ou une ligature provisoire;

3e temps. — La plaie étant bien garantie par des compresses aseptiques, section transversale de l'anse en son milieu; évacuation des matières qui pourraient s'y trouver et nettoyage de chaque bout; toilette du champ opératoire;

4e temps. — Introduction dans chaque extrémité d'un tube de caoutchouc sur lequel on lie l'intestin au moyen d'un gros catgut dont les chefs sont laissés longs. Ce tube doit être d'un fort diamètre, assez long et renforcé au niveau de la stricture par un tube interne en étain ou en vulcanite. Cela permet de serrer la ligature sans craindre de fermer la lumière du conduit. On peut dès ce moment enlever les pinces à pression. Le contenu intestinal s'écoule loin du champ opératoire dans un vase quelconque disposé *ad hoc ;*

5e temps. — Il ne faut plus que fixer l'intestin dans la plaie et du même coup rétrécir cette dernière.

Pour cela chaque chef des ligatures de catgut est passé à travers toute l'épaisseur de la lèvre correspondante de la plaie, sortant à un centimètre environ de son bord. Ces deux fils contribueront à diminuer l'étendue de la plaie cutanée. Avant de les nouer on passe encore deux fils médians de la manière suivante : le premier pénètre au milieu de la lèvre inférieure, traverse une des deux collerettes intestinales et ressort au milieu de la lèvre opposée. Le second, pénétrant par le même point de la lèvre inférieure, traverse la seconde collerette intestinale et ressort sur l'autre lèvre encore une fois au même point que le premier fil.

(Il me paraît inutile de comprendre le péritoine dans le trajet de ces fils.)

On a donc : au milieu, un fil double qu'on lie entre les deux collerettes, et à chaque extrémité, un fil simple qu'on lie en dehors des deux collerettes. Celles-ci se trouvent alors hermétiquement enserrées dans le bord de la plaie et cette dernière se trouve elle-même rétrécie dans les limites voulues

Le pansement étant appliqué, on pourra, pour éviter que les tubes de caoutchouc n'exercent par leur poids une traction trop forte sur la plaie, les assujettir d'une manière ou d'une autre à un bandage de corps. L'un des deux pourra même être coupé au ras du pansement dès qu'on aura reconnu dans quelle direction se font les évacuations. Le premier pansement peut rester en place jusqu'à la chute des tubes. »

Auguste Reverdin publia à la Société de chirurgie, le 2 juin 1897, le compte rendu d'une côlostomie iliaque, perfectionnée par l'abouchement du bout supérieur du côlon dans un long tube évacuateur.

Antérieurement à lui, le 30 octobre 1896, David Giordano, de Venise, publiait l'observation d'un malade qu'il avait opéré et guéri d'un cancer du rectum par la voie abdomino-périnéale. Il établit un anus fessier avec le même principe, mais le fait est relaté sans détail : « l'intestin est sectionné entre les deux fils placés sur sa partie sacrée et le manchon côlique est fixé à la peau : un tube est placé dans l'intestin et vient tremper dans un vase qui contient du permanganate de potasse et est placé au pied du lit. »

Voici le plan opératoire que s'était tracé Reverdin, beaucoup plus explicite et plus concluant :

« Inciser le flanc gauche assez largement pour permettre d'attirer facilement l'S iliaque au dehors.

« Placer sur la partie la plus inférieure de l'anse herniée une ligature de soie, et au-dessus de celle-ci, deux pinces qui compriment l'intestin. Section entre les deux pinces.

« Le bout inférieur lié reste donc retenu par une pince dans l'angle inférieur de la plaie. Sa surface de section est soigneusement désinfectée et entourée d'une compresse tandis qu'on va s'occuper du bout inférieur.

« Ce bout est attiré le plus au dehors que possible, puis fixé par des sutures dans l'angle supérieur de la plaie.

Ces sutures adosseront la séreuse intestinale et la séreuse pariétale, tandis que d'autres fixeront encore la séreuse intestinale aux muscles et à la peau, de façon à préparer pour plus tard un orifice anal de quelque hauteur.

« Ajoutons que ces sutures ne porteront point au voisinage immédiat de la surface de section de l'intestin, mais à 12 ou 15 centimètres plus haut, de telle sorte qu'une fois achevées, un bout libre d'intestin de pareille longueur pende en dehors de la plaie. On sera assuré d'éviter ainsi toute souillure du péritoine par les matières fécales. Mais pour accroître encore cette sécurité, on placera dans ce bout libre un cylindre de verre creux long de 5 à 6 centimètres et large de 2 millim. 5 à 3 millimètres. Sur sa face externe est ménagée une dépression : c'est à ce niveau qu'une forte ligature fixera l'intestin.

« Les matières fécales s'écouleront facilement par ce tube et, afin de les conduire plus sûrement et le plus loin possible au dehors, on coiffera encore le tout d'un long manchon de caoutchouc très mince, très léger, lié, lui aussi, sur la gorge du cylindre et dont l'extrémité inférieure baignera dans un bassin placé au pied du lit, destiné à recevoir les matières fécales. De la sorte aucune contamination due au bout supérieur ne sera possible durant les manœuvres qui vont suivre sur le bout inférieur.

« L'idée d'éloigner de la plaie abdominale les matières fécales m'a été suggérée par un travail publié dans les *Annales de la Société belge de chirurgie*, n° 3, et signé Dr Desguin...

« Cette idée du docteur Desguin m'a paru pouvoir trouver une application avantageuse lorsqu'il s'agit d'établir un anus artificiel sur le gros intestin. Dans ce cas, en effet, comme il est ordinairement facile de reconnaître le bout supérieur, on pourra de suite laisser au bout inférieur très peu de longueur et au contraire conserver la presque totalité du bout supérieur.

« Lorsque des adhérences suffisantes auront assuré la bonne réunion de l'intestin à la plaie abdominale, on détruira d'un coup de thermocautère la partie exubérante en voie de sphacèle et l'anus artificiel sera définitivement constitué.

« Quant au bout inférieur, après avoir enlevé la pince qui l'étreignait au-devant de la ligature, on en suturera les bords en les invaginant, après les avoir aussi bien désinfectés que possible. Puis on réduira le tout et la plaie abdominale sera entièrement fermée. »

C'est cette méthode permettant de dériver au loin les matières intestinales que le docteur Duchamp avait imaginée sans aucune connaissance des faits antérieurs et qu'il a appliquée à quatre de ses malades.

C'est elle dont il a ainsi réglé le mode opératoire et dont nous nous attachons à faire ressortir les avantages dans le chapitre suivant.

INDICATIONS GÉNÉRALES

La création d'un anus côlique répond à diverses indications que l'on peut ranger dans les catégories suivantes :

1° Le rectum est atteint d'une tumeur inopérable, arrivée à la période de rétention plus ou moins complète ;

2° La tumeur est opérable et l'intervention a pour but d'éviter l'arrivée des matières fécales sur le champ opératoire.

1° *Tumeurs inopérables.* — L'intervention purement palliative a pour but d'ouvrir le tube digestif au-dessus de l'obstacle. Cette ouverture est évidemment définitive.

Les procédés opératoires sont nombreux. Leur but principal est la création d'un obstacle, d'un éperon par exemple empêchant le passage des matières dans le bout inférieur. Le meilleur moyen d'éviter ce passage est de sectionner complètement l'intestin et d'en fixer les deux bouts isolément à la peau. C'est la méthode indiquée par le professeur M. Pollosson ; c'est elle également que suit M. le professeur agrégé Gangolphe.

Le mode opératoire qui fait le sujet de cette thèse reproduit cette section transversale de l'intestin, mais il y ajoute quelque chose de plus, l'ouverture immédiate du tube digestif, et cela sans danger pour le péritoine. C'est là une indication fréquente, car beaucoup de malheureux rétrécis du rectum attendent pour accepter une opération d'être en état de rétention complète, heureux si, faute d'un diagnostic, un traitement médical n'a pas été institué, reculant à la période ultime l'action chirurgicale. C'est dans ces cas qu'il importe d'ouvrir sans retard le côlon et l'avantage du procédé que nous présentons est de gagner du temps, de procurer à l'opéré une évacuation immédiate sans lui faire courir plus de risques que les procédés prudents d'ouverture en deux temps de l'intestin. On a bien avancé que le malade est en général soulagé par le seul fait de l'issue au dehors de l'intestin bien que sa cavité ne soit pas ouverte; les douleurs, les épreintes s'arrêtent. Ce n'est là qu'une simple cessation de symptômes subjectifs; il n'en reste pas moins vrai que l'encombrement intestinal persiste et avec lui des facteurs d'intoxication d'une puissance redoutable.

2° *Tumeurs opérables.* — Si la rétention stercorale est complète et que l'état du malade ne permette pas d'emblée une opération radicale, nous avons les mêmes indications que ci-dessus ; nous n'y insistons pas.

S'il n'y a pas de rétention, l'anus iliaque n'est qu'un temps d'un acte opératoire, temps qui peut suivre cet acte ou le précéder soit immédiatement, soit de quelques jours.

Quand l'anus est créé dans le cours de l'opération, il y a tout avantage à ne pas fermer le tube digestif et à assurer l'écoulement des toxines qu'il contient. Il est évident aussi qu'il y a intérêt à dériver, à conduire au loin des matières susceptibles d'infecter non seulement la plaie iliaque, mais encore la plaie de la laparotomie, si la voie abdominale a été employée.

Quand la formation de l'anus artificiel doit précéder de plusieurs jours l'ablation de la tumeur et qu'on n'est pas pressé par le temps, tous les procédés sont bons qui assurent l'évacuation de l'intestin en protégeant le péritoine, et celui que nous proposons peut par la simplicité de sa réalisation soutenir la comparaison avec les procédés déjà connus.

MANUEL OPÉRATOIRE

I. — Opération proprement dite

Elle peut se décomposer en six temps :

1er temps. — Incision de 6 centimètres parallèle à l'arcade de Fallope et dont la partie moyenne est au niveau de l'épine iliaque antéro-supérieure. L'incision comprend couche par couche le tégument externe, l'aponévrose du grand oblique, les muscles petit oblique et transverse, le fascia profond et le péritoine. Les artères que l'on peut rencontrer sont au fur et à mesure liées ou tordues. Les lèvres du péritoine saisies par des pinces sont amenées à la peau et lui sont unies par un rapide surjet séro-cutané fait avec du catgut fin.

2e temps. — Un ou deux doigts sont introduits dans la plaie pour rechercher le côlon caractérisé par des bandelettes longitudinales ; une anse est attirée au dehors et fixée par les mains d'un aide.

3e temps. — Près de la plaie du côté du bout inférieur le mésocôlon est traversé au ras de l'intestin et un fort fil de soie est passé qui, noué, étreindra l'intestin. Le méso est encore traversé, mais cette fois au ras du bout supérieur. Une anse de soie passée par ces deux perforations étreindra le mésocôlon.

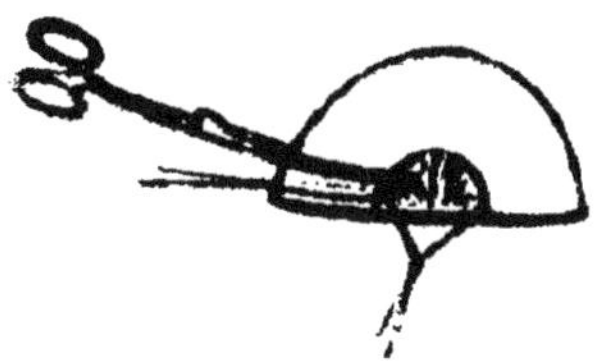

Figure 1

4e temps. — Une pince est placée un peu au-dessus de la ligature de l'intestin qui est sectionné entre la pince et la ligature. Les surfaces de section sont aussitôt essuyées avec des compresses. On désinsère alors de son méso le bout supérieur jusqu'au niveau de la seconde ligature.

5e temps. — Quelques points séparés faits avec de la soie fine unissent chaque bout de l'intestin et le mésocôlon à la paroi. Cette suture est séro-musculeuse du côté de l'intestin et séro-cutanée du côté de la peau. Le surjet préalable du péritoine facilite beaucoup ce temps. Lorsqu'il est exécuté le péritoine est clos de toute part ; le bout inférieur fermé est presque au ras de la plaie tandis qu'une certaine longueur du bout supérieur (de 5 à 10 centimètres fait saillie hors de la plaie.

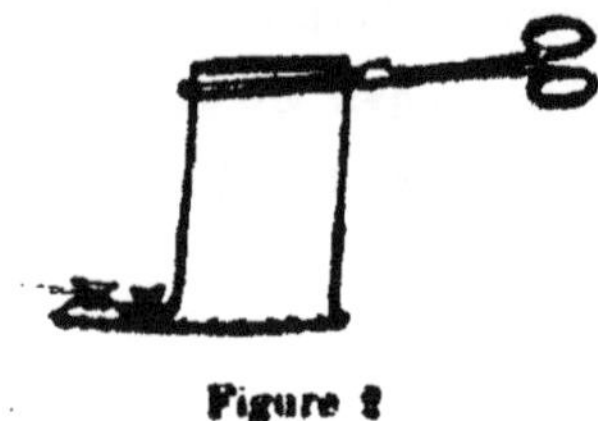

Figure 2

6e temps. — La plaie protégée avec des compresses, la pince placée sur l'intestin est retirée. Il ne reste qu'à fixer à son extrémité un cylindre résistant en verre, bois ou métal sur lequel l'intestin est lié. L'autre bout du cylindre se continue par un tube en caoutchouc qui fait écouler au dehors les matières et les gaz s'échappant de l'intestin.

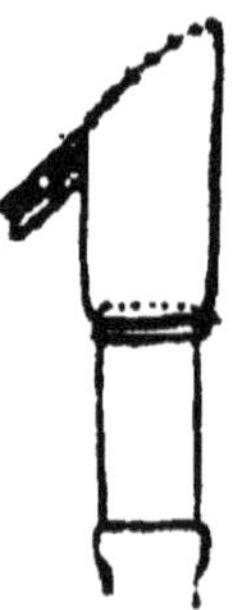

Figure 3

Pansement. — La plaie et l'intestin sont recouverts de compresses de gaze stérilisée, mollement tassées pour ne pas comprimer l'intestin. Par dessus une couche d'ouate salicylée, puis d'ouate ordinaire et enfin le tout est fixé avec des bandes. Celles-ci en passant près du tube solide l'entourent et le fixent de manière à l'immobiliser et à empêcher tout tiraillement de l'intestin.

II. — Remarques sur chaque temps de l'opération

La description de l'opération a été donnée brève et succincte pour en faciliter l'exposition. Il nous faut cependant y revenir et insister sur quelques points particuliers.

1er temps. — Il est nécessaire de donner à l'incision la même longueur dans toutes les profondeurs pour que la paroi abdominale soit traversée tout entière par une large incision facilitant pour l'avenir le fonctionnement de l'anus artificiel.

Il faut pour suturer le péritoine à la peau employer du catgut fin. Cette suture est destinée à s'infecter tôt ou tard et un fil de soie serait alors difficile à retirer.

2e temps. — Le péritoine ouvert, l'épiploon ou le grêle peuvent faire hernie au dehors ; on les refoule doucement pour aller à la recherche du côlon qu'il est en général assez facile de trouver. Il faut toujours glisser l'index le long de l'anse intestinale pour vérifier la position du bout supérieur. S'il existait une torsion du côlon changeant la situation respective des bouts on en serait prévenu : il faudrait alors détordre l'anse et en cas d'impossibilité inverser les dispositions marquées sur nos figures.

3e temps. — La perforation du méso de chaque côté au ras de l'intestin est en général facile ; mais si le méso est infiltré de graisse ou s'il est très large on risquera, de crainte de blesser les tuniques intestinales, de se tenir trop loin de l'intestin et par conséquent de ne pas embrasser dans la ligature tous les vaisseaux de l'anse herniée. Aussi la désinsertion de l'anse donnera-t-elle lieu dans ce cas à une hémorragie artérielle qu'il faudra arrêter par le pincement et la ligature de quelques vaisseaux (obs. IV).

Au moment de la section entre la ligature et la pince, malgré le soin qu'on aura pris en plaçant cette pince de refouler le contenu de l'intestin, on risquerait d'infecter la plaie si on ne la protégeait suffisamment avec des compresses. Il faut alors bien essuyer les surfaces, puis attirer en bas le bout inférieur par le fil de soie qui l'a lié. Le fil sera confié à un aide qui évitera la réduction de ce bout. Pendant ce temps la pince sera enlevée et l'anse désinsérée de son méso.

4e temps. — Le bout inférieur sera fixé étroitement dans l'angle inférieur de la plaie pour laisser le plus de place possible au bout supérieur ; quatre ou six points de suture séparés suffiront à fixer chaque bout. Il est bon de fixer aussi le méso pour éviter sa rétraction. Ce temps s'exécute assez vite grâce à la précaution prise au début de l'opération de suturer le péritoine pariétal à la peau.

5e temps. — La plaie bien protégée, la pince est enlevée et l'intestin peut [illegible]ider. Il est loisible de laisser cette évacuation se faire un moment avant de placer le tube abducteur. Sur celui-ci l'intestin sera solidement enserré par un ou deux fils de soie.

III. — Suites de l'opération

Elles ont été simples dans les trois cas opérés par le Dr Duchamp.

Ce qu'il y a de plus remarquable, c'est qu'un boudin intestinal, long de 5 à 10 centimètres, soigneusement désinséré de son mésentère et placé par sa position dans de mauvaises conditions de nutrition, ne se gangrène pas. Il se rétracte, mais il reste rouge, saignotant, sensible, résistant même aux traumatismes, c'est-à-dire parfaitement vivant.

Il eût été difficile *a priori* de prévoir cette vitalité du côlon. Elle ne s'est pas démentie dans nos trois observations. On en tirera cette conclusion que *lorsque dans le cours d'une opération abdominale, le côlon sera désinséré sur une petite étendue, son sphacèle n'est pas à redouter.*

D'après nos observations, l'intestin se sépare du tube abducteur de cinq à dix jours après l'opération. A la même époque la ligature du bout inférieur tombe et laisse ce canal ouvert.

Le boudin du bout supérieur subit une assez forte rétraction. Dans notre premier cas, ce bout, long de 6 centimètres, s'était assez rétracté pour donner à l'anus artificiel l'aspect d'un anus véritable fortement hémorrhoïdaire. Dans l'observation III, le Dr Duchamp essaya au bout de huit jours de placer sur ce boudin au ras du tégument une forte pince de Terrier qu'il voulait laisser en place quelques heures pour amener le sphacèle. Mais cette application fut si douloureuse, qu'au bout de dix minutes, le malade en demanda instamment l'ablation. Malgré cette constriction, l'intestin garda sa vitalité ; il fallut quatre jours après le sectionner au thermocautère.

IV. — Soins particuliers a donner a l'opéré.

Le tube abandonné à lui-même ne soulagerait pas toujours beaucoup l'opéré ; il peut s'obstruer et du reste l'intestin ne fonctionne pas à la façon d'un conduit inerte. Pour hâter l'évacuation, le Dr Duchamp se sert immédiatement après l'intervention et durant les jours suivants du tube pour laver l'intestin comme on lave l'estomac avec un tube de Faucher. Pour ce faire, un entonnoir est adapté à l'extrémité du tube de caoutchouc qui est relevé et l'on verse dans cet entonnoir de l'eau stérilisée qui pénètre assez vite mais qui, le tube abaissé, ne ressort que par saccades, par intermittences en entraînant des matières intestinales et surtout des gaz. C'est l'évacuation de ces derniers qui soulage le plus les malades.

Dès que le tube est détaché, il suffit de panser à plat comme à l'ordinaire dans les cas d'anus artificiel.

La perméabilité secondaire du bout inférieur a l'avantage de permettre des injections de propreté dans le segment rectal qui, bien qu'isolé, n'en continue pas moins à sécréter pour son propre compte, indépendamment des sécrétions du néoplasme, quand celui-ci n'est pas enlevé.

PROCÉDÉ MODIFIÉ EN VUE D'UNE RESTAURATION ULTÉRIEURE DE L'INTESTIN.

Il est actuellement admis par la plupart des chirurgiens que l'anus iliaque doit rester un anus définitif à la suite de l'ablation par les voies périnéale, sacrée ou périnéo-abdominale des cancers du rectum. Le professeur Pollosson l'a affirmé en termes précis au Congrès de chirurgie de 1897 : « L'anus sera-t-il définitif ou temporaire ? J'estime qu'en principe il doit être définitif. L'anus temporaire sera une concession opportuniste ou une mesure exceptionnelle.

« Relativement à l'étendue des indications, j'avais d'abord proposé l'anus préliminaire pour les cancers nécessitant de grandes et graves opérations. Actuellement, je crois qu'il doit être indiqué même dans les cas où l'opération de Lisfranc, pratiquée pour des cancers du segment inférieur pouvant être dépassés par l'index, se présenterait avec les caractères d'une opération peu dangereuse. En un mot, je formulerai la proposition suivante :

« Toute ablation d'un cancer rectal sera précédée de l'établissement d'un anus iliaque définitif : en principe, il y aura peu d'exceptions à cette règle, en apparence sévère. »

Mais il se peut que la tumeur soit haut située et justiciable de la voie abdominale seule, qu'elle siège par exemple à l'union du rectum et de l'S iliaque, et que par conséquent on puisse, après l'ablation des parties malades, rapprocher et suturer les deux bouts de l'intestin. L'anus iliaque ne saurait en pareil cas demeurer définitif et c'est à un anus temporaire qu'il faut avoir recours.

Cette indication se pose aussi dans les cas où l'on veut pratiquer la dérivation intestinale pour la cure de fistules rectales et particulièrement de fistules recto-vésicales.

Voici à quel procédé a eu recours M. Duchamp dans l'observation suivante :

On amène à l'Hôtel-Dieu de Saint-Étienne, le 12 avril 1899, une femme âgée de quarante-quatre ans, Ch...Hélène état d'obstruction intestinale datant de quinze jours. Plusieurs modes de traitement avaient été employés tour à tour, purgatifs, lavements, opium, etc. La patiente, qui s'observait du reste assez mal, n'avait pas remarqué auparavant que ses selles fussent glaireuses ou sanglantes. L'obstruction s'installa insidieusement sans symptômes alarmants; les vomissements, rares du reste, étaient tardivement survenus, si bien que ce ne fut qu'après quinze jours de constipation absolue que la malade nous fut amenée. Le ventre était excessivement ballonné, coliques avec anses se dessinant sous la paroi, vomissements fécaloïdes.

Le toucher rectal ne faisait rien découvrir, soit seul,

soit combiné avec le palper dans la mesure du possible.

L'absence de tout commémoratif et de tout signe objectif ne permettait pas un diagnostic précis, mais la longue durée des accidents, le peu de gravité des symptômes du début permettaient de localiser au gros intestin le siège de l'obstruction et d'admettre comme probable un néoplasme de ce conduit.

Quoique l'état de la malade fût assez précaire on se résolut à une laparotomie qui devait être curatrice si possible, ou simplement exploratrice.

Pendant l'anesthésie faite à l'éther, vomissements fécaloïdes ininterrompus. La malade est placée sur le plan incliné. L'abdomen ouvert et les anses écartées, on trouve l'obstacle à l'union de l'S iliaque et du rectum. La tumeur est très petite : au premier aspect on croirait voir un intestin sur lequel on aurait jeté une ligature ; la dégénérescence de forme atrophique a ratatiné l'intestin en un point très limité. Le méso ne paraît pas envahi et la tumeur est mobile ; il serait relativement facile d'en faire l'ablation et de suturer l'intestin bout à bout. Il ne fut pas possible de pratiquer cette opération. L'état de la respiration et du pouls ne permettait pas de prolonger plus longtemps nos manœuvres. Il fallait refermer la paroi au plus tôt et pratiquer un anus artificiel temporaire.

Avant de refermer le ventre, le chirurgien fit à la paroi iliaque gauche une incision dans laquelle fut engagée une anse côlique assez éloignée du néoplasme. Quelques points de suture fixèrent sa convexité à la paroi tout en la laissant un peu saillante. La paroi abdominale refermée, on revint à l'intestin. Celui-ci, entouré de compresses, reçut sur sa convexité une incision de 2 centimètres.

Par cette perforation fut introduit un tube de bois sur lequel on jeta une ligature serrée ; ce cylindre résistant se continuant avec un tube de caoutchouc l'intestin pouvait s'évacuer loin de la plaie pariétale et de la ligne de suture médiane. Pansement.

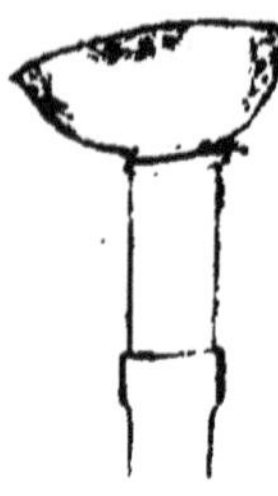

Figure 1

Le lendemain de l'opération la température avait sauté de 37° 5 à 40° : les vomissements persistaient, le ballonnement avait augmenté et le tube ne donnait issue qu'à quelques gaz. Il y avait évidemment de la péritonite que nous attribuâmes à la manipulation, quoique modérée, de la tumeur. La malade succomba quelques heures après la visite.

N'ayant qu'un diagnostic probable, nous fîmes une laparotomie au lieu de recourir simplement à la formation d'un anus artificiel. L'état de notre malade quoique mauvais ne nous paraissait pas contre-indiquer cette opération. On a vu qu'au cours de l'intervention il devint urgent de s'arrêter et de se contenter d'un anus artificiel, quitte à remettre à plus tard une opération radicale. Il n'était donc pas indiqué d'exclure définitivement le bout inférieur. Pour cette raison nous ne pratiquâmes pas la section transversale du côlon. Comme d'autre part il était urgent d'évacuer l'intestin, nous plaçâmes le tube évacuateur sur la convexité de cet intestin de manière à ne pas compromettre ultérieurement sa fonction.

Nous n'avons pu juger ce procédé à cause de la péritonite qui se déclara aussitôt. Il nous semble que cette complication est surtout attribuable aux manœuvres de la laparotomie et à l'examen que nous avons fait de la tumeur. Il suffit en pareil cas de rompre la moindre adhérence, de faire la plus légère effraction pour contaminer la grande séreuse.

COMPARAISON ENTRE LES DIFFÉRENTS MODES DE DÉRIVATION INTESTINALE

Si la même idée principale a guidé M. Desguin et notre maître dans la conception de leur opération, les détails diffèrent assez pour qu'il ne soit pas indifférent de choisir un manuel opératoire plutôt que l'autre.

Desguin attire l'anse en dehors de la plaie, place sur chaque bout au ras de la peau une pince. Il isole ainsi cette anse entière, puis il la coupe en son milieu et la vide ; c'est alors seulement qu'il introduit dans chaque bout les tubes évacuateurs. Il termine l'opération en fixant les collerettes terminales de chaque bout aux bords de la plaie entre lesquels elles sont hermétiquement enserrées.

Les conséquences de cette manière de faire sont les suivantes. Tout le contenu de l'anse s'écoule au dehors.

S'il ne souille pas le champ opératoire garanti par des compresses aseptiques (et il faut toujours compter avec les mouvements brusques, imprévus, qui découvrent la plaie) les deux bouts en tout cas ne sont pas protégés, les deux collerettes surtout sont septiques. En fixant l'intestin à la paroi on réintègre donc dans l'abdomen toute la portion comprise entre la prise de la pince et le tube, c'est-à-dire une portion d'intestin qui a été en contact avec les matières. Enfin les collerettes sont au niveau des lèvres cruentées de la plaie et peuvent l'infecter.

Il nous semble qu'il y a là un grand nombre de conditions qui favorisent l'infection probable du péritoine. L'opération n'a été pratiquée qu'une fois et rien ne prouve que cette complication ne se présenterait pas si l'on avait à envisager un plus grand nombre de cas.

Que fait le Dr Duchamp? L'anse intestinale étant complètement herniée, il met une ligature sur son extrémité inférieure au ras de la peau, juste au-dessus il place une pince et c'est entre la ligature et la pince que la section est faite. Il n'y a donc pas d'écoulement de matières sur le champ opératoire; le contenu de l'anse côlique est maintenu par la pince. Après la désinsertion du mésentère l'intestin est écarté de la plaie et c'est très en dehors que la pince est enlevée; l'introduction du tube est immédiate, rien ne s'écoule. Les deux bouts de l'intestin sont fixés à la paroi par quelques points de suture. tels qu'ils sont sortis de la cavité abdominale; aucune partie de l'intestin n'y est réintroduite après en avoir été extraite. En résumé pas de souillure stercorale, pas de manipulations d'une innocuité douteuse.

La même sécurité se retrouve dans les suites opératoires.

Desguin fixe à la peau les collerettes terminales des bouts de l'intestin en voie de sphacèle, la ligature fixatrice se trouve au-dessous, le péritoine n'est pas fermé. Chez la malade qui fut opérée, ce fait perdait de son importance à cause de l'embonpoint considérable; la paroi abdominale était très épaisse et les tissus morbides loin du péritoine. Avec une paroi mince il n'en est plus de même, la ligature intestinale peut être intra-péritonéale; en tout cas les rapports avec le péritoine sont plus intimes et la grande séreuse n'est pas protégée. Que le sphacèle se produise d'une façon un peu précoce, une cause presque inévitable de péritonite est ainsi créée. Il faut que la ligature soit en dehors de la plaie et le péritoine fermé au-dessous. Dans notre procédé c'est au milieu du pansement, loin de la région dangereuse, que la gangrène éliminatrice évolue; les chances d'infection sont réduites au minimum.

Une dernière remarque de détail est à faire. Le tube de caoutchouc et l'intestin ne communiquent que par l'intermédiaire d'un cylindre solide, long de 8 à 10 centimètres, dont l'utilité est évidente. Cet ajutage est fixé au milieu du pansement qu'il traverse, solidement maintenu par des tours de bande. Grâce à cet artifice l'anse intestinale se trouve dressée dans l'axe de la plaie; elle ne subit pas de coudiure, la lumière du calibre n'est nulle part rétrécie et rien ne s'oppose au passage des matières et des gaz. Enfin toute traction intempestive sur l'intestin est empêchée.

En quoi l'opération de M. Duchamp diffère-t-elle de

celle pratiquée par Reverdin ? Ce chirurgien n'a fait de dérivation intestinale que pour rester parfaitement aseptique au cours d'une intervention plus considérable. Son malade n'était pas en état d'obstruction intestinale grave et l'urgence d'une évacuation immédiate ne s'imposait pas. Au contraire, le premier sujet opéré par notre maître était en état d'occlusion complète et ce fut dans le but d'y remédier rapidement qu'il imagina son procédé.

Au point de vue du manuel opératoire il paraît inutile de placer deux pinces sur l'intestin, une seule près de la ligature suffit ; on coupe entre les deux.

Il n'est pas question du mésentère dans la relation de l'opération de Reverdin publiée dans le volume du Congrès de chirurgie de 1897. Il est probable que la libération de l'anse ne fut pas pratiquée et, dans ces conditions, l'éloignement de l'intestin de la plaie abdominale nous paraît devoir être bien moindre ; en outre l'aspect rosé du bout supérieur de l'intestin est naturel puisque les voies d'apport nourricières de l'organe ne sont pas supprimées, même en faisant la part de la rétraction secondaire.

Enfin le cylindre intermédiaire à l'intestin et au tube de caoutchouc nous paraît d'un calibre trop restreint. Celui que nous avons mentionné dans nos observations est beaucoup plus large et n'offrira jamais un passage trop étroit ; de plus il peut se préparer d'une façon extemporanée, il est nul besoin d'un modèle spécial.

OBSERVATIONS

Observation I *(d'après Reverdin)*

Le malade de cinquante-trois ans, en paraît au moins soixante, grand, très amaigri, il est affligé d'un tremblement continuel. Il se plaint de douleurs rectales, éprouve parfois une gêne notable de la défécation et rend journellement par l'anus des matières sanguinolentes mêlées à des masses de mucus de mauvais aloi.

Le doigt rencontre à six centimètres de la marge de l'anus une tumeur bosselée, irrégulière, ayant envahi toute la circonférence de l'intestin et s'étendant assez haut pour que l'index, pendant la narcose, pressente plutôt qu'il n'atteigne les limites supérieures du néoplasme.

L'organe jouit encore d'une mobilité suffisante pour que l'extirpation nous paraisse possible et justiciable du procédé que nous nous proposions depuis si longtemps d'exécuter.

15 mars. — Le premier temps de l'opération a marché exactement comme nous l'avions espéré (voir l'historique) cependant l'intestin fut difficile à attirer ; de fortes résistances le retenaient dans la profondeur ; nous eûmes à lutter contre des hémorragies gênantes.

L'installation du cylindre de verre, du tube de caoutchouc, bref, la préparation de l'anus artificiel, telle que nous l'avions combinée, fut facile et très utile, car nous n'eûmes, les jours suivants, pas le moindre ennui avec les matières.

Le bout inférieur oblitéré par la ligature, puis par une suture ne nous parut pas suffisamment obstrué et nous dûmes encore l'invaginer et placer une suture par-dessus la première, afin de tout réduire avec sécurité.

Ces manœuvres ayant duré près d'une heure et le malade étant très faible, nous jugeâmes plus prudent de remettre à une autre séance l'extirpation du bout inférieur.

Durant les deux premiers jours il ne s'écoula guère par le tube que des matières liquides, mais les gaz passaient facilement. Pas de ballonnement du ventre, état fort satisfaisant.

Le troisième jour des matières plus solides sont rendues. Le bout supérieur de l'intestin est rosé, la ligature n'a pas de tendance à couper. La température est normale. Le malade mange suffisamment.

Cinq jours après la première opération on procède à l'extirpation totale du rectum. Suit la description de cette intervention.

Notre malade est mort treize jours après la première opération. Il a succombé par épuisement, par faiblesse. Nous n'avons pas eu à proprement parler de symptômes d'infection. La température n'a pas dépassé 38°,6 et s'est constamment maintenue aux environs de 37°,5.

Observation II (*personnelle*)

G..... Jean-Marie, cinquante ans, instituteur à Rive-de-Gier, entre à l'Hôtel-Dieu de Saint-Étienne, dans une chambre particulière, le 12 novembre 1898.

Antécédents héréditaires nuls.

Antécédents personnels : quelques attaques de rhumatisme subaigu et une crise de lithiase biliaire il y a quelques années.

Au mois de juillet 1898, le malade commença à ressentir des coliques fréquentes, très violentes, localisées d'abord à toute la partie inférieure de l'abdomen, puis généralisées. Constipation habituelle et, de temps en temps, débâcle diarrhéique. Il consulta à ce moment le Dr Daclin, de Rive-de-Gier, qui constata de la congestion du foie, un peu de subictère et, dans un examen plus approfondi, nota la présence d'un néoplasme du rectum, haut situé et adhérent au sacrum. Le Dr Daclin institua un régime léger, donna des laxatifs et des suppositoires à la morphine pour calmer les douleurs devenues de plus en plus violentes. Il adressa ensuite le malade au Dr Duchamp pour décider de l'opportunité d'une intervention. Le Dr Duchamp constata l'impossibilité d'une ablation radicale, conseilla de continuer le traitement déjà institué et proposa une côlostomie au cas où surviendraient des accidents d'obstruction intestinale.

Ces accidents ne tardèrent pas à paraître et, le 12 décembre, le malade fut amené à l'Hôtel-Dieu.

A son entrée, il présente un mauvais état général : légère élévation de température ; vomissements alimentaires et bilieux mais non fécaloïdes ; facies grippé ; langue sale ; enduit fuligineux sur les gencives, subictère surtout marqué à la face et aux conjonctives ; oliguric ; ventre ballonné, sans ascite, mais tympanisme généralisé et très accusé. Douleurs violentes dans tout l'abdomen ; douleurs plus vives encore au niveau du rectum avec ténesme et irradiations dans les membres inférieurs.

Dès le lendemain matin la côlostomie qui s'imposait d'urgence est pratiquée.

Anesthésie à l'éther.

Incision de la paroi au lieu d'élection et surjet rapide, au catgut fin, du péritoine pariétal aux lèvres cutanées de la plaie. On amène une anse d'intestin très distendue et on l'attire tout entière au dehors. Il n'y a pas de torsion. Sur le bout inférieur, au ras de la peau, on pose une forte ligature avec un fil de soie dont les deux bouts sont confiés à l'aide. On lie en masse le mésentère de toute la portion d'intestin herniée ; une pince est appliquée au-dessus de la ligature intestinale, et l'intestin est sectionné entre la ligature et la pince. Il ne s'écoule pas de matières ; les deux surfaces de section sont soigneusement essuyées et recouvertes de compresses aseptiques. On désinsère rapidement le mésentère du bout cölique sans hémorragie nécessitant des ligatures partielles.

L'intestin étant alors écarté de la plaie, on enlève la pince, et on introduit dans la lumière de l'intestin, maintenue béante avec quelques pinces hémostatiques, un cylindre de bois muni à une de ses extrémités d'un long tube de caoutchouc. Ce cylindre, très primitif, nous est fourni par l'étui en bois d'un de ces thermomètres assez gros et longs que l'on emploie dans les hôpitaux. Il a été coupé, à la longueur voulue, d'une dizaine de centimètres, et les deux extrémités ont été amincies et rabotées, pour offrir une bonne prise aux ligatures; le tout a été désinfecté par une ébullition prolongée.

L'intestin est fixé sur le tube en bois par un solide fil de soie faisant plusieurs tours. Quelques points de suture, unissant les deux bouts de l'intestin à la paroi abdominale, empêchent toute possibilité de retrait dans l'abdomen. On fait un pansement, hermétiquement fermé avec des tours de bandes, traversé en son milieu par le cylindre en bois incapable d'être aplati et maintenant l'intestin dans une situation favorable à l'écoulement des matières.

Immédiatement après l'application du tube, il s'écoule une grande quantité de matières semi-liquides et de gaz, d'odeur très fétide. Le tympanisme disparaît, en grande partie, immédiatement.

Le soir même, état général bien meilleur; plus de vomissements; le malade supporte bien quelques gorgées de champagne, puis un peu de lait. Les douleurs abdominales sont bien moins violentes.

Le lendemain, l'abdomen redevient encore douloureux; quelques coliques. Depuis le moment de l'intervention, c'est-à-dire depuis trente-six heures environ, il ne s'est plus écoulé de matières par le tube et à peine quelques gaz. Le ventre est tendu et douloureux. Sans défaire le pansement, on adapte à l'extrémité du tube de caoutchouc un entonnoir en verre dans lequel on verse de l'eau bouillie tiède. En relevant l'entonnoir à soixante centimètres environ au-dessus du ventre du malade, on fait écouler par le tube une certaine quantité de l'eau contenue dans cet entonnoir; mais cet écoulement s'arrête bientôt. En renversant alors l'entonnoir on ramène, par le principe du siphon, quelques débris fécaloïdes. Cette manœuvre, plusieurs fois répétée, ramène bientôt quelques matières durcies puis une véritable débâcle diarrhéique. Soulagement immédiat, disparition du tympanisme. L'opération est répétée les jours suivants. Dans l'intervalle le malade émet quelques matières molles, s'écoulant par le tube sans douleurs. Il en est de même des gaz que le malade est heureux d'entendre résonner dans le seau inodore où plonge son tube.

Les douleurs anales et rectales ont disparu. Elles reviennent cependant, les jours suivants, quand le malade, à trois ou quatre reprises, vide le bout inférieur de son intestin. On constate, dans les matières ainsi émises, des glaires et des caillots de sang noirâtre.

On a renouvelé deux fois le pansement sans toucher au tube évacuateur; la troisième fois, une dizaine de jours après l'opération, le tube, détaché de lui-même, est enlevé. On panse à plat, comme pour un anus ordinaire.

L'état général redevient rapidement bon; l'appétit reparaît. Au bout de huit jours le malade peut se lever et marcher un peu. La température, tombée le quatrième jour au-dessous de 38°, est redevenue normale. L'anus iliaque fonctionne très bien, deux fois par jour en moyenne. Le reste du temps, le coton qui le recouvre n'est pas souillé.

On enlève les fils qui bordent la plaie. Pas la moindre goutte de pus. Légère rougeur tout autour.

Les forces sont revenues. Le malade a repris de l'embonpoint. La teinte subictérique a rapidement disparu. Le malade est enchanté et demande à sortir.

Des renseignements récents nous apprennent la mort survenue sept mois après l'opération, au milieu de phénomènes de généralisation : péritonite, œdème des membres inférieurs, hémorragies multiples par l'anus normal et l'anus artificiel, épistaxis, crachats sanguinolents.

OBSERVATION III (*personnelle*)

B..., âgé de cinquante ans, est opéré en ville, le 24 janvier 1899, par le Dr Duchamp, qui pratique une côlostomie iliaque pour un cancer du rectum inopérable.

Le début de l'affection remonte à quatre ou cinq ans. Le malade se plaignait d'une constipation chronique pour laquelle il suivit longtemps, sans succès, un traitement médical. Après avoir pris l'avis de plusieurs chirurgiens et surtout décidé par la violence des douleurs survenues depuis quelques mois, il se soumet à l'opération.

A ce moment, l'état général est bon ; pas de signes d'obstruction intestinale aiguë. Au toucher rectal, tumeur très étendue, complètement adhérente au bassin.

Anesthésie à l'éther ; l'opération se pratique dans des conditions identiques à celles de l'observation II. A l'ouverture de l'intestin, il ne sort que quelques parcelles de matières fécales.

Suites immédiates excellentes ; pas de phénomènes péritonéaux. Le lendemain et les jours suivants, les siphonages ne ramènent que peu de chose.

27 janvier. — On fait le premier pansement ; la plaie est très belle ; le tube tient encore.

31 janvier. — Pansement ; le tube s'est détaché.

2 février. — Le boudin intestinal est encore volumineux. M. Duchamp applique à sa base une pince de Terrier pour amener le sphacèle et la chute spontanée. Mais le malade ressent de suite une douleur atroce ; sur sa demande suppliante, la pince est enlevée, et tout phénomène douloureux disparaît.

9 février. — L'intestin a continué à vivre. On en pratique l'ablation au thermocautère, opération peu douloureuse non comparable à la précédente.

Les suites opératoires ne présentent rien de particulier; ce sont celles d'un anus artificiel ordinaire.

Le malade, vu pour la dernière fois le 4 mars, est en bon état; l'anus fonctionne très bien, mais les douleurs rectales persistent en partie; il y a souvent des coliques violentes. Le malade part à la campagne.

Ultérieurement, la famille nous a donné les renseignements suivants :

Dans le courant du mois de mars se produisit une hémorragie due au cancer; on tamponna alors l'anus, mais le sang sortit par l'extrémité iliaque du rectum. Un tamponnement, pratiqué à ce niveau, amena la cessation de l'hémorragie. Depuis, le malade n'a pas saigné. On lui administre, journellement, par l'ouverture iliaque, de petits lavements d'eau gélatinée.

Actuellement, son état est aussi satisfaisant que possible; les forces sont revenues, l'appétit est bon et le malade a repris 9 kilos depuis son opération. Localement, les douleurs persistent assez intenses pour nécessiter l'emploi constant de suppositoires belladonés et opiacés.

Observation IV (*personnelle*)

P.., André, cinquante-quatre ans, entre le 14 juin 1899 à l'hôpital, salle Saint-Jean.

Antécédents héréditaires : Pere et mere morts vers quarante-cinq ans, ayant présenté, tous les deux, les symptômes assez vagues d'une affection gastrique pendant deux ans. Plusieurs frères et sœurs morts en bas âge, une sœur morte à vingt ans de la poitrine.

Antécédents personnels : Bonne santé ordinaire; pas de maladie antérieure. Le début de l'affection pour laquelle il entre à l'hôpital remonte au commencement de l'année; ce ne furent d'abord que des signes de constipation rebelle ; celle-ci alla en s'aggravant; des douleurs de plus en plus violentes apparurent à l'occasion des selles, puis dans leurs intervalles; enfin il se produisit au mois de mars des hémorragies rectales abondantes. Depuis, l'état du malade ne s'est pas modifié.

Actuellement P... est encore robuste et d'embonpoint satisfaisant, pas d'aspect cachectique, l'appétit est bien conservé. Les selles sont fréquentes, douloureuses, très peu abondantes et constituées presque uniquement par un liquide visqueux, épais, de couleur brunâtre. Depuis quelques jours, le malade a eu des vomissements, rejetant, dit-il, des matières analogues.

A l'examen, le ventre est peu ballonné ; on sent dans la fosse iliaque gauche l'anse sigmoïde, sous forme d'un cylindre dur, douloureux à la pression. Au toucher, tumeur assez haut située, occupant tout le calibre de l'intestin, complètement adhérente aux organes avoisinants et notamment au squelette, de limite supérieure impossible à préciser. Il n'y a pas de trace de généralisation.

M. le Dr Duchamp décide de pratiquer un anus iliaque définitif. L'opération est pratiquée le 17 juin, toujours d'après le même manuel opératoire. Comme particularité à signaler, production d'hémorragies artérielles au moment de la désinversion au méso du bout colique ; le mésentère était assez gras et largement implanté ; le fil de soie qui servit à la ligature en masse ne put être passé assez près de l'anse de l'intestin et les vaisseaux périphériques ne furent pas oblitérés ; on dut les lier au fur et à mesure de leur section au cours de la libération de l'anse.

On essaya, au moyen d'une épingle de sûreté, de transfixer la pédicule mésentérique et les deux lèvres de la plaie en même temps, afin d'en diminuer l'étendue ; mais l'épingle dut être enlevée car le passage réservé au bout supérieur paraissait trop rétréci.

Il ne s'écoula pas de matières au moment de l'ouverture de l'intestin, ni après l'abouchement du tube.

Les suites immédiates furent excellentes.

22 juin. — Premier pansement; le tube évacuateur tient encore; son fonctionnement est parfait.

26 juin. — On renouvelle le pansement parce qu'il est souillé par des matières fécales depuis deux jours. Le tube s'est détaché; la ligature du bout inférieur est encore adhérente; la plaie a bonne allure. On panse à plat.

30 juin. — La plaie bourgeonne; le bout supérieur s'est rétracté et forme une sorte de calice du volume d'une grosse noix. La ligature du bout inférieur est tombée; on ne voit pas l'orifice de sa cavité et on ne peut le retrouver avec la sonde cannelée.

8 juillet. — Le boudin intestinal a encore diminué; il fonctionne très bien. On pénètre quelque peu dans le bout inférieur. Rien ou presque rien ne sort par l'anus normal. L'état général est bon; le malade ne souffre plus; la température est revenue à la normale depuis le troisième jour après l'opération.

CONCLUSIONS

Le procédé que nous proposons d'appliquer d'une façon générale à la création de l'anus artificiel iliaque a l'avantage de permettre l'évacuation immédiate de l'intestin sans risquer de contaminer la péritoine.

Il est applicable à tous les cas, mais il est plus particulièrement indiqué dans les rétentions complètes pour lesquelles l'intervention est d'une urgence absolue.

Quand l'anus iliaque est créé dans le cours d'une laparotomie il est également indiqué de recourir à ce procédé qui assure le fonctionnement de l'intestin tout en évitant de souiller les plaies opératoires.

BIBLIOGRAPHIE

Adams. — *Brit. med.*, 13 août 1884.

Aubry Charles. — *Archives provinciales de chirurgie*, 1892.

Comptes rendus du Congrès de chirurgie, 1897.

Demons. — *Congrès de chirurgie*, 1895, p. 28.

Desguin. — *Annales de la Société belge de chirurgie*, n° 1.

Desguin. — *Annales de la Société belge de chirurgie*, n° 3.

Forgue et Reclus. — *Traité de thérapeutique chirurgicale*, 2e édition.

Gangolphe. — *Lyon médical*, 4 et 11 juillet 1897.

Giordano David. — *Clinica chirurg.*, 30 octobre 1896, p. 463

Jeannel. — *Archives provinciales de chirurgie*, 1894.

Laguaite. — Thèse de Lyon, 1883-1884, n° 210.

Lorrer. — *Traité de médecine opératoire.*

Nové-Josserand. — *Lyon médical*, 4 et 11 juillet 1897.

Pollosson Maurice. — *Congrès de chirurgie*, 18 mai 1884.

Pollosson Maurice. — *Congrès de chirurgie*, 1897.

Quénu. — *Presse médicale*, nov. 1893.

Quénu et Hartmann. — *Congrès de chirurgie*, 1897.

Reverdin Auguste. — *Congrès de chirurgie*, 1897

Vallas. — *Lyon médical*, 4 et 11 juillet 1897.

TABLE DES MATIÈRES

Lyon. — Imp. A. Storck et Cie, rue de la Méditerranée, 8.

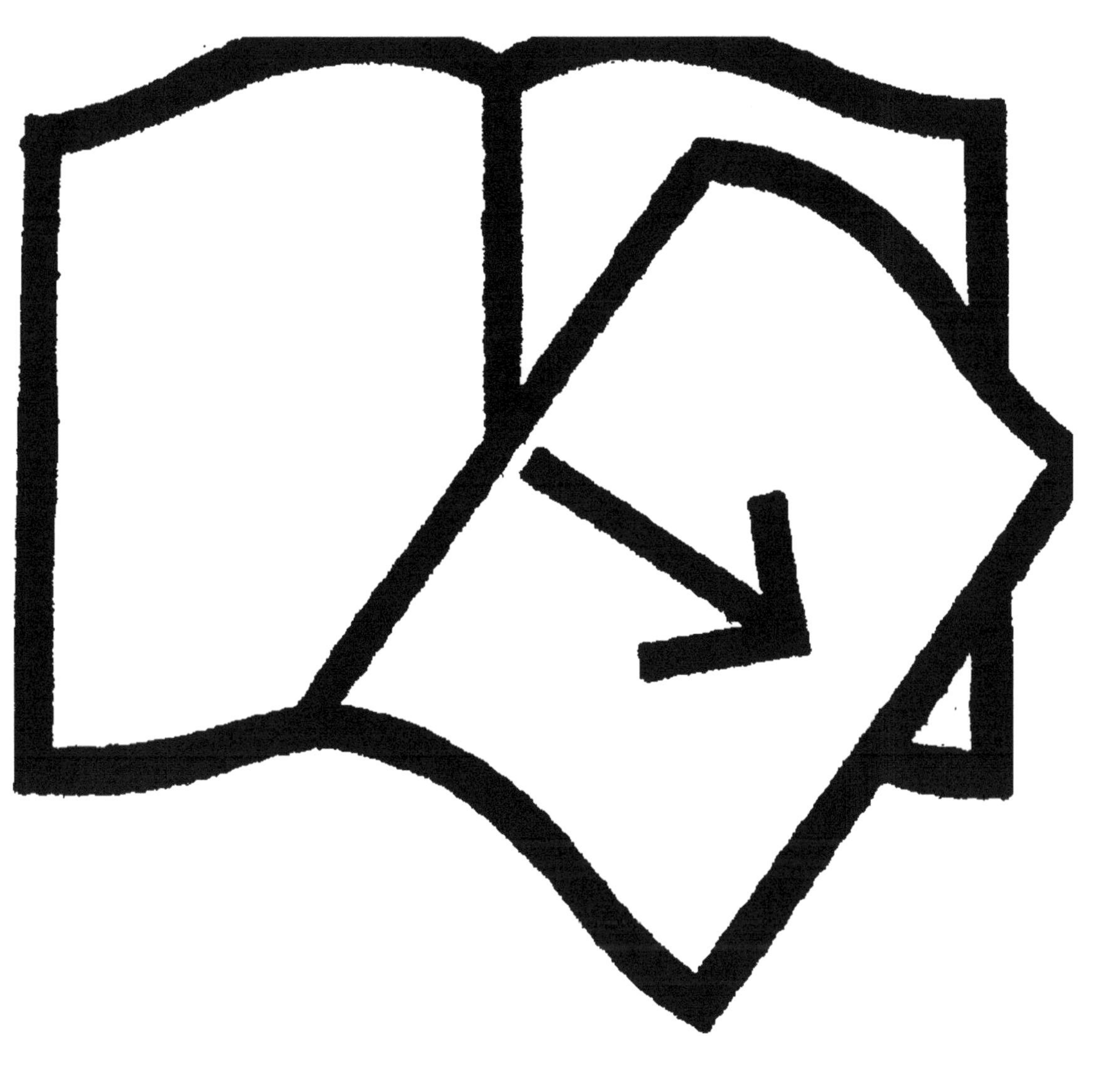

Documents manquants (pages, cahiers...)

NF Z 43-120-13

www.ingramcontent.com/pod-product-compliance
Ingram Content Group UK Ltd.
Pitfield, Milton Keynes, MK11 3LW, UK
UKHW020212200726
13856UKWH00004B/1345